AF475000

NOTICE MÉDICALE

SUR LE CLIMAT

DE CANNES

PARIS. — TYP. SIMON RAÇON ET Ce, RUE D'ERFURTH 1.

NOTICE MÉDICALE

SUR LE CLIMAT

DE CANNES

PAR

LE DOCTEUR J. C. SÈVE, D. M. P.

MÉDECIN EN CHEF DE L'HOPITAL CIVIL ET MILITAIRE DE LA VILLE DE CANNES
DES ÉPIDÉMIES DE L'ARRONDISSEMENT
MEMBRE DE PLUSIEURS SOCIÉTÉS SAVANTES

Extrait de CANNES ET SES ENVIRONS, par MM. Girard et Bareste.

PARIS
IMPRIMERIE SIMON RAÇON ET COMPAGNIE
RUE D'ERFURTH, 1

1859

NOTICE MÉDICALE

SUR

LE CLIMAT DE CANNES

PAR

LE DOCTEUR J. C. SÈVE, D. M. P.

MÉDECIN EN CHEF DE L'HOPITAL CIVIL ET MILITAIRE DE LA VILLE DE CANNES
DES ÉPIDÉMIES DE L'ARRONDISSEMENT
MEMBRE DE PLUSIEURS SOCIÉTÉS SAVANTES

Tota in observationibus.
BAGLIVI.

I

Un fait irrévocablement acquis à la science, c'est l'immunité pathologique, la guérison ou l'amélioration d'un grand nombre de maladies que procure l'heureuse influence des climats doux et tempérés du Midi. — Depuis des siècles, les scrofuleux, les rhumatisants, les personnes d'une santé débile et délicate, les phthisiques, etc., viennent passer l'hiver dans ces belles contrées du Midi qui réunissent à une douce chaleur l'inappréciable avantage d'être peu sujettes aux variations brusques de température; — les villes de Florence, Pise, Rome, Naples, l'île de Madère, Nice, et en France, Hyères et Cannes, à des degrés divers, sont les lieux qui préfèrent en général les émigrants des régions froides de l'Europe. Chacune de ces villes jouit d'une réputation méritée; des faits nombreux sont là pour l'attester. Ces lieux favorisés de la nature offrent des avantages qui leur sont communs ; mais il en est qui présentent des conditions climatériques qui leur sont propres, et j'ai plus particulièrement en vue de faire ressortir dans cette courte notice celles qui appartiennent au climat de Cannes.

La petite ville de Cannes, dont la population s'accroît tous les jours, tandis que ses environs s'ornent de charmants châteaux, se trouve admirablement située en plein midi, sur le bord de la mer, au fond d'un golfe des plus riants et des plus pittoresques. Son riche bassin, couvert d'un végétation luxuriante en toute saison, est entouré d'une double ceinture non interrompue de collines élevées et parfaitement boisées, qui lui servent de paravent naturel contre les vents impétueux qui font la désolation de tout le midi de la France et de la péninsule Italique. — Elle est abritée au nord par un rideau de verdoyantes collines, au pied desquelles s'étale, dans une position charmante, le village du Cannet, qui domine lui-même une délicieuse vallée; et plus loin, au fond du tableau, par de hautes montagnes, dont les ondulations non interrompues vont se rallier aux Alpes. — A l'est, elle est séparée du golfe Jouan par les collines de Vallauris, qui se dirigent vers le sud, pour former, en se divisant, le promontoire de la Garoupe et, plus près de Cannes, la presqu'île de la Croisette. — Au midi, la vue se perd sur l'immense étendue de la mer, ou se repose agréablement sur les îles de Lérins, si riches de souvenirs historiques, et dont la plus rapprochée, l'île de Sainte-Marguerite, qui se trouve à une distance de quatre kilomètres seulement, est une ligne ravissante de verdure formée par les belles forêts de pins qui la couronnent, sans cacher toutefois, au milieu des fortifications qui l'entourent, les murs de la prison du *Masque de fer*. — Enfin, à l'ouest s'élève majestueusement la chaîne des montagnes de l'Estérel, montagnes à l'aspect grandiose qui s'avancent à plus de dix kilomètres dans la mer, avec des crêtes d'une hauteur de 1,329 mètres et qui établit notre abri le plus précieux.

Telle est la position topographique de Cannes, dont un grand penseur disait naguère, dans le *Magasin pittoresque :* « Il existe sur le sol de

France un coin de terre privilégié entre tous par la nature, c'est la portion du littoral méditerranéen qui s'étend à l'est des montagnes de l'Estérel : soit que cette chaîne abrupte suffise pour couper le terrible vent qui désole la côte de Provence, soit qu'il faille attribuer l'affaiblissement de ce vent à la grande chaîne des Alpes qui surgit au nord et dont les massifs gigantesques peuvent obliger les courants du nord-ouest à se détourner en approchant de la côte, le fait est que le mistral, puisqu'il faut l'appeler par son nom, sévit incomparablement moins de ce côté de l'Estérel que du côté opposé. De plus, les hautes cimes des Alpes formant abri du côté du nord, la température de ces cantons tend naturellement à s'élever en raison de cette circonstance; et, le ciel étant habituellement dégagé de nuages, les splendeurs du soleil viennent donner à ces conditions si avantageuses à un séjour d'hiver leur complément indispensable. »

C'est à ces conditions exceptionnelles que doit le territoire de Cannes d'être moins exposé à l'action malfaisante des vents, qui s'y font peu sentir, et dans peu de cas avec violence. D'après mes observations, voici dans quelles proportions ils m'ont paru se produire : les vents les plus fréquents viennent du sud-est, de l'est et du nord-est ; les plus rares, de l'ouest, du nord, du nord-ouest et du sud. Aux équinoxes, le vent d'est domine à peu près exclusivement ; c'est celui qui amène les pluies. — A partir du mois de mai jusqu'en septembre, le vent a une marche assez constante ; il se lève le matin vers neuf heures dans la direction de l'est, suit invariablement la marche du soleil, et disparaît vers cinq heures dans la direction de l'ouest. Cette particularité est bien connue de tous les marins. — Ce vent, que quelques auteurs ont appelé l'*alizé* méditerranéen, apporte en été une douce fraîcheur qui tempère considérablement l'ardeur des rayons solaires. — Le vent du nord, connu sous le nom de vent de *bise*, est des plus rares l'hiver, et dans tous les cas l'abri naturel qui nous entoure ne lui permet pas de se faire sentir avec intensité, ce qui constitue un avantage des plus précieux pour les constitutions débiles et les phtisiques en particulier ; c'est aussi ce qui a fait dire à l'auteur déjà cité : « A Cannes, par cette ceinture continue de collines qui procurent une sorte de paravent naturel entre le golfe et les hautes montagnes, aucune vallée n'y fait brèche, et, lorsque les vents froids soufflent des Alpes, ils passent par-dessus le littoral. Grâce à cette protection, ils vont tomber à une certaine distance à la surface de la mer, dont on voit les vagues se gonfler à l'horizon avec leurs crêtes d'argent, tandis que sur le bord tout est calme.

« Il faut donc reconnaître que les santés délicates rencontrent au pied de ces charmantes collines des conditions climatériques dont Nice ne saurait leur assurer la jouissance d'une manière aussi constante. »

Abritée comme l'est Cannes, dans toutes les parties de son bassin, et ouverte sur la mer à l'influence des vents maritimes qui sont tièdes et doux, cette ville présente, pendant la saison froide, une température assez élevée. Il résulte en effet d'un relevé, que je tiens exactement depuis quatorze ans, que la moyenne d'hiver est de 10,2, et que pendant le mois de janvier, en général le plus froid, le thermomètre oscille entre 8 et 9 centigrade. Tandis que l'automne donne en moyenne 13,9, le printemps 17,9 ; l'été 22,3. — Ces observations thermométriques se trouvent pleinement confirmées par le relevé qu'a tenu dans ces dernières années un honorable magistrat. — L'illustre ex-chancelier d'Angleterre, lord Brougham, membre de l'institut de France, qui a bien voulu m'honorer de sa confiance pendant son séjour à Cannes, m'a communiqué ses observations météorologiques sur Cannes, qui sont de plusieurs degrés plus élevées, ce qui tient en grande partie à la position favorable qu'occupe son élégant château. En rapprochant ces chiffres, comme je l'ai fait à la fin de cette notice, dans un tableau synoptique de météorologie, on trouve un avantage notable en faveur du climat de Cannes par rapport à d'autres villes bien favorablement citées, telles que Rome, Pise, Florence, Venise et Nice. — Ce qu'il y a de plus remarquable dans ces observations, c'est qu'entre la moyenne du *minima* et du *maxima* de la température, les transitions sont plus faibles que dans la plupart des villes d'Italie. L'organisation humaine se trouve par conséquent beaucoup moins exposée aux impressions fâcheuses que ces transitions éveillent, et à l'action nuisible qu'elles exercent plus particulièrement sur les voies respiratoires.

Les effets de cette température élevée et peu variable, joints à d'autres conditions favorables, se font également sentir d'une manière directe sur la végétation de cette heureuse contrée, où l'on rencontre les produits des diverses latitudes du globe : le sapin et le chêne du Nord, à côté du cactus et de l'aloès d'Afrique. C'est ainsi que l'amandier fleurit en janvier, que l'oranger et l'olivier mûrissent leurs fruits en hiver, tandis que l'ormeau conserve ses feuilles en décembre. C'est ainsi encore que le jujubier, le grenadier, le palmier, s'y couvrent de fruits abondants ; qu'il s'y développe de vastes champs de jasmins, de violettes et de tubéreuses, qui flattent la vue et l'odorat par la diversité des couleurs et la suavité des parfums; qu'ici on remarque de brillantes cultures de géraniums, dont les fleurs étalent une variété de couleurs aux nuances ravissantes ; que plus loin, la cassie, dont la récolte dernière a produit une somme de 160,000 fr. à ses heureux cultivateurs, s'annonce par son odeur pénétrante. Partout des plantes labiées et des fleurs en abondance qui croissent sans culture. — Les coteaux qui entourent ce riant bassin sont richement boisés : les lauriers, les arbousiers et autres arbustes y prennent les développements d'un arbre ; mais ce sont surtout les pins (*Pinus picea*) qui y dominent et saturent l'air de leurs émanations balsamiques, pour lui donner des qualités particulières auxquelles j'attribue une partie des beaux résultats qu'ont obtenus un grand nombre de malades.

Est-ce à dire que l'hiver ne se fait jamais sentir à Cannes, et que, selon l'expression du spirituel et poétique auteur d'*Une saison à Cannes*, « dans ce climat enchanteur la poétique fiction d'un printemps éternel est une gracieuse réalité ? » Je ne connais aucun point de l'Europe qui réunisse de telles conditions ; mais il est certain qu'il est bien rare que la douceur du climat, la sérénité du ciel, soient troublées par des variations brusques ; et généralement un beau soleil, une douceur de température, comme ne pourraient en imaginer les habitants des climats froids, constituent notre état normal en hiver, tout comme la neige, un ciel gris et humide sont l'apanage des régions du Nord. — La supériorité du climat de Cannes se trouve parfaitement définie par M. le docteur Champouillon, dans ses appréciations sur les meilleures stations pour les poitrinaires. Il dit : « Sous le rapport de la pureté, de l'éclat du ciel et de la sécheresse de l'atmosphère, pendant la nuit, le bassin de Cannes n'a peut-être pas son pareil sur les côtes européennes de la Méditerranée. Il semble vraiment que cette résidence ait été créée tout exprès pour les poitrinaires, lymphatiques et scrofuleux.

Pour compléter mon relevé météorologique, je dois ajouter que, pendant six années d'observations, j'ai constaté, à l'aide du pluviomètre Waltkins, qu'il tombe annuellement à Cannes environ vingt-cinq pouces cubes d'eau, et que le nombre de jours pluvieux est en moyenne de cinquante-deux par année. — La pluie tombe généralement en abondance aux équinoxes, et avec tant de précipitation, que sa durée ne dépasse pas quelques heures ; aussitôt après, le ciel redevient pur, de telle sorte qu'il est bien rare que, même pendant les plus fortes pluies, on ne trouve pas dans la journée quelques heures favorables pour la promenade. — Pendant cette même période, le baromètre a oscillé entre les deux limites extrêmes 737 m. m. 21 et 775 m. m. 29, et s'est maintenu en moyenne entre 751 et 759.

Au milieu d'une végétation aussi active, les sources d'électricité sont puissantes ; c'est à ces heureuses conditions électriques convenablement réparties que quelques auteurs ont attribué cet accroissement rapide des végétaux dans cette contrée; mais, Cannes se trouvant placée entre la mer et les hautes montagnes qui lui servent de condensateur naturel, les commotions électriques sont peu à redouter, Chacun sait que les orages y sont fort rares, étant refoulés dans les montagnes par les vents de la mer prédominants.

II

Ces courtes appréciations suffiraient pour faire pressentir l'utilité du climat de Cannes, si l'expérience ne la démontrait de la manière la plus péremptoire. L'air y est pur, sain, tempéré, secondé dans ses heureux effets par un brillant soleil qui sollicite chaque jour à la promenade. Il est exempt, ai-je dit, de ces vicissitudes atmosphériques si redoutables pour les organisations débiles, et le printemps, ainsi que l'automne, semblent confondre leur température avec les tièdes journées de l'été. Aussi l'étranger, transporté en peu de jours des brumes tristes et froides du Nord sous ce ciel privilégié, ne se lasse-t-il pas d'admirer la douceur de notre climat et la féconde activité de notre végétation.

Dans un pays si bien doté par la nature, où n'existe aucun foyer d'insalubrité, aucune masse d'eau stagnante ou marécageuse, les habitants doivent se trouver nécessairement dans d'excellentes conditions de santé générale. Ils sont exempts, en effet, des maladies inhérentes aux contrées chaudes, et se trouvent affranchis d'un grand nombre de celles qui sont particulières aux climats froids. Le croup, les angines couenneuses, si terribles à Paris, sont inconnues à Cannes. Les affections scrofuleuses, les engorgements strumeux ou lymphatiques, y sont fort rares et cèdent bien plus promptement aux agents thérapeutiques appropriés. Cette vérité est plus apparente pour moi, qui, chaque année, pendant mes voyages dans le Nord, me livre à des études médicales comparatives.

L'expérience m'a parfaitement démontré les bons effets qu'on peut obtenir par ce climat essentiellement tonique, sans être excitant, dans tous les cas d'anémie, de chlorose, de débilitation générale, de scrofule, de rachitisme et d'engorgements lymphatiques ; chez les jeunes personnes pour aider à leur formation ou combattre une débilité organique, comme aussi dans les altérations chroniques des centres nerveux ; dans les diverses névroses et névralgies ; les rhumatismes, la goutte, pour la guérison desquels le froid, l'humidité et le peu d'exercice en plein air sont reconnus nuisibles ; mais ce sont surtout les affections chroniques de l'appareil respiratoire : l'emphysème pulmonaire, l'asthme, la phthisie à tous ses degrés et les diverses affections catarrhales qui se modifient le plus avantageusement sous l'influence de cet air pur, suffisamment sec et chaud, saturé en outre d'émanations balsamiques auxquelles j'attribue une part dans l'action thérapeutique de ce climat.

L'action physiologique de l'air de Cannes sur l'organisation humaine, qui frappe tout d'abord, porte sur la surface cutanée pour y jouer un rôle important. Cette action est éminemment tonique ; elle développe et entretient cette activité vitale à la périphérie du corps, si puissante pour faciliter les sécrétions et dégager les organes profondément placés des turgescences morbides qui tendent à s'y produire. Il ne faut pas perdre de vue les corrélations directes qui existent entre l'organe cutané et les muqueuses, puisque celles-ci ne sont que la continuation de la surface cutanée réfléchie dans toutes les cavités qui viennent s'ouvrir à la surface du corps et qui les tapissent dans toute leur étendue.

« La circulation capillaire, écrivait M. Gerdy en 1834, et répète M. Fleury de nos jours (le docteur Fleury, *Traité d'hydrothérapie*, page 425), n'est suffisamment étudiée ni dans les livres ni dans les écoles ; et cependant de quelle importance n'est-elle pas dans les maladies et dans la pratique médicale ? Si c'est elle qui nous nourrit, puisqu'elle fait le sang, si c'est elle qui nous dépure, puisqu'elle décompose nos tissus, elle est véritablement la clef de voûte de tout l'édifice physiologique en même temps qu'elle doit être l'aboutissant de toute la thérapeutique [1]. »

Chacun sait que le refroidissement de la peau, la suppression des sueurs, entraînent promptement l'inflammation des muqueuses en déterminant l'accroissement de leur vitalité et un état congestif de leurs vaisseaux ca-

[1] M. le docteur Dauvergne, *Traité du véritable mode d'actions des eaux thermo-minérales.*

pillaires. De toutes les muqueuses, aucune ne se trouve plus influencée que celle des voies respiratoires par les changements qui surviennent sur la surface cutanée. Qui ignore que le coryza, la laryngite ou la bronchite sont le résultat du refroidissement de la peau? Comment ne pas comprendre, d'après cela, qu'un climat qui a une action si puissante sur la peau, en y activant la circulation capillaire, doit exercer une influence des plus favorables sur les muqueuses en général, et plus particulièrement sur celle du poumon, qui est plus directement liée à la surface cutanée.

A cette action si précieuse, il faut ajouter que cet air pur et tonique possède, comme puissant modificateur des maladies indiquées, surtout dans la phthisie pulmonaire et les affections catarrhales, le privilége d'être saturé dans de notables proportions des émanations balsamiques (thérébenthinées) qu'exhalent les nombreux bois de pins (*Pinus picea*), qui entourent et ornent les environs de Cannes.

Depuis les temps les plus reculés, l'on a préconisé les inhalations ou aspirations balsamiques dans certaines maladies. Marcellus Empericus et Galien traitaient la phthisie pulmonaire, au dire de M. Sales-Girons, par les bourgeons de sapins. Les docteurs Crichton, Lazzareto, Hufelann et Neumann leur faisaient respirer les principes balsamiques du goudron. C'est encore ce que l'on fait de nos jours. Cette application directe des balsamiques sur les poumons a toujours été dans la pensée des médecins ; et divers instruments, plus ou moins ingénieux, ont été inventés dans ce but. « Mais tous ont l'inconvénient, dit M. le professeur Teissier, de Lyon, de faire arriver d'une manière trop immédiate et trop directe dans le larynx et dans les poumons des vapeurs irritantes qui provoquent la toux, l'ardeur et la sécheresse de la gorge. » C'est pourquoi, dans ces derniers temps, on a proposé la création de salles d'inhalations. M. le professeur Teissier voudrait les voir établir dans les hôpitaux, affirmant « qu'en modifiant ainsi l'air respiré par les malades on peut guérir ceux-ci d'affections graves, capables d'entraîner la mort, et ayant déjà résisté aux moyens les plus sûrs et les mieux administrés. » Les substances employées le plus habituellement sont le goudron, les copeaux résineux de pins à poix (*Pinus picea*), les bourgeons de sapins. Or, à Cannes, avec un ensemble des plus heureuses conditions, ces émanations balsamiques se produisent tout naturellement dans d'admirables proportions, telles que la nature seule a le secret de les produire, et deviennent dans leur parfaite simplicité un des agents thérapeutiques des plus puissants : des faits nombreux m'ont démontré les bons résultats que l'on peut en attendre ; bien des malades et d'estimables confrères ont pu en constater avec moi les excellents effets.

Les promenades dans les bois de pins sont suivies généralement d'une sédation remarquable. C'est pour utiliser ces précieux moyens thérapeutiques, et pour en activer la puissance médicatrice, que je fais placer depuis longtemps dans la chambre des malades atteints de catarrhes ou de tuberculisations pulmonaires, des branches de pin qui modifient si avantageusement les fonctions des organes malades. Les émanations qui s'échappent de ces branches de pin agissent non-seulement par voie d'absorption à travers les pores de toute la surface cutanée, mais aussi directement et localement par voie d'inhalation sur la muqueuse pulmonaire, pour y apporter des modifications importantes. Au milieu d'une atmosphère ainsi constituée, dont la nature fait presque tous les frais, la respiration devient généralement plus libre, la toux plus rare, l'expectoration plus facile ; et les chances d'hémoptysies sont moins grandes.

Cette question est trop importante pour que je puisse la traiter convenablement dans cette courte notice ; je me réserve de lui donner tous les développements nécessaires dans un travail spécial. Je me borne à constater en ce moment que les émanations balsamiques qui saturent l'air que l'on respire à Cannes et dans ses environs jouent un rôle important dans le traitement des maladies chroniques, et que cet agent thérapeutique, joint aux autres conditions avantageuses de ce climat, procure l'amendement et souvent la guérison même de maladies réputées incurables, qui ont déjà résisté aux médications les plus entendues et les mieux appropriées.

Un des exemples les plus remarquables est celui de M. Garnier Pagès, dont les luttes mémorables du gouvernement provisoire avaient sérieusement altéré la santé en provoquant des accidents pulmonaires pathognomoniques qui alarmaient avec raison ses médecins et ses amis. Or, mieux que personne, il a pu apprécier l'excellence du climat de Cannes et, en particulier, des émanations balsamiques des pins. Il n'éprouvait nulle part de soulagement plus marqué qu'au milieu des bois de pins, ce qui le détermina, d'après mes indications, à faire transporter dans sa chambre plusieurs de ces arbres que l'on renouvelait souvent, et qui furent la source d'une amélioration sensible dans l'état du malade. Cette observation sur M. Garnier Pagès met en lumière cette particularité, que la grande proximité de la mer, reconnue en général utile en raison des saturations salines de l'air, peut quelquefois être nuisible à certaines organisations nerveuses trop excitables ; c'est ainsi que M. Garnier Pagès dut renoncer à cette charmante promenade de la plage de la Croisette, objet de sa prédilection, parce qu'elle provoquait chaque fois la reproduction d'hémoptysies alarmantes, lesquelles ne tardaient pas à se calmer dans les bois de pins. J'ai revu depuis à Paris plusieurs fois M. Garnier Pagès, qui veut bien m'honorer de son amitié. Il jouit d'une santé satisfaisante.

III

Les considérations qui précèdent contribuent à expliquer les nombreux exemples de guérison ou d'amélioration dans une foule de maladies ne connaissant pour cause première un principe de débilitation ou d'épuisement des forces, que le froid et l'humidité contribuent à faire naître, à augmenter ou à entretenir. Mais l'on s'explique bien mieux encore l'action bienfaisante de ce climat, en raison des qualités qui lui sont propres, dans les affections chroniques de l'appareil respiratoire, et spécialement dans la phthisie pulmonaire à tous les degrés. Cette heureuse influence climatérique améliore, d'une part, les conditions générales de l'organisme ; d'autre part, elle concourt à limiter les progrès de la lésion locale, en cicatrisant les cavernes, en favorisant le processus sub-inflammatoire de réparation organique. Si cette influence est quelquefois modifiée par des circonstances accessoires très-variées, une maladie intercurrente, par exemple, il importe que le médecin, par une connaissance exacte du climat et des lieux, s'applique à adapter parfaitement cette influence à ces mêmes circonstances et aux idiosyncrasies particulières, comme aux nécessités de la nature spéciale de la lésion organique.

Les nombreux cas de guérison ou d'amélioration, même dans la phthisie pulmonaire, obtenues à Cannes, ont pu être constatés par plusieurs médecins distingués.—Je prends, parmi les nombreuses observations que j'ai recueillies avec soin, quelques citations en faveur des faits que j'avance.

En 1843, une jeune personne de dix-huit ans, fille d'une des premières familles de l'Alsace, d'une beauté remarquable, d'un tempérament lymphatique prononcé, arriva à Cannes. Après un examen attentif, je constatai la présence de tubercules crus, quelques tubercules ramollis et une bronchite locale au côté droit de la poitrine, ce qui confirma le diagnostic déjà porté sur l'état de cette intéressante malade par plusieurs célèbres médecins allemands et français. Il y avait, en effet, un amaigrissement prononcé, une toux fréquente avec expectoration abondante et des mucosités contenant quelques traces légères de pus; elle avait des hémoptysies caractérisées par des stries sanguines disséminées dans les crachats. Elle était facilement essoufflée. La percussion dénotait, à la région latérale droite, près du mamelon du sein, une surface de six centimètres de diamètre, où la matité était assez sensible. Elle éprouvait parfois un peu de douleur en ce point. Le thorax était d'ailleurs régulièrement constitué; mais, lorsque cette demoiselle faisait une inspiration profonde, la partie affectée restait presque immobile.— L'auscultation de cette région laissait entendre du râle sous-crépitant, s'étendant jusque vers la clavicule. Ce râle était dû à la présence de petites excavations pulmonaires dans lesquelles la matière tuberculeuse ramollie était agitée par l'air. Il y avait un léger rhoncus. Le bruit respiratoire était faible, râpeux en quelques points, tandis qu'il était exagéré vers la base. Il faut ajouter à ces symptômes un mouvement fébrile continu qui s'exagérait vers le soir, et, tandis que la peau était habituellement chaude et sèche, dans la nuit il apparaissait parfois des sueurs ou de la moiteur visqueuse.

Après cinq années de séjour sous l'action du climat privilégié de Cannes, de promenades fréquentes au milieu des bois de pins ou sur les bords de la mer, de soins multipliés, de précautions infinies, il s'opéra une amélioration notable. Elle retourna dans le nord, s'y est mariée ; elle a eu trois beaux enfants. — Je l'ai revue, il y a quelques mois, avec beaucoup d'intérêt, dans de bonnes conditions de santé. Elle n'a plus de rudesse dans le bruit respiratoire, aucun râle muqueux, ni brochophonie, ni pectoriloquie, ni toux, ni expectoration quelconque. Toutefois elle conserve un peu de dépression au sommet du poumon primitivement malade. La matité à la percussion est limitée à un espace d'environ trois centimètres, et l'on perçoit de loin en loin un petit bruit de craquement. — Cette observation me paraît assez probante pour me permettre de la rapporter sommairement en dehors du cadre qui m'est imposé.

M. le baron de Turckeïm, ancien député et maire de Strasbourg, était atteint d'accidents pulmonaires tellement graves et à une période si avancée, que son médecin craignait qu'il ne pût arriver jusqu'à Cannes. Il y séjourna pendant cinq années consécutives, après lesquelles, en quittant ce pays, il se plaisait à me répéter avec gratitude : Le meilleur témoignage que l'on puisse donner des bienfaits du climat de Cannes, c'est le bon résultat que j'y ai obtenu.

M. le docteur Viguès, qui exerce la médecine à Paris, a pu s'assurer pendant ses voyages à Cannes de la supériorité incontestable de son climat, parmi les malades qu'il y a visités. — Un de ses clients, chez lequel il avait constaté, conjointement avec M. Gendrin, l'existence de deux cavernes dans la région moyenne du poumon droit, retournait à Paris quatre ans après, dans de bonnes conditions de santé.

M. le docteur de Saint-Laurent, médecin de la Salpêtrière, en a constaté aussi les bons effets. Il n'a pas oublié cette personne gravement atteinte, qu'il m'adressa en proie à des accidents pulmonaires bien caractérisés, avec hémoptysies abondantes et une émaciation croissante. — Après un an de séjour à Cannes, il reconnut en ma présence une amélioration inespérée, un embonpoint notable (elle pesait 24 livres de plus), tandis que la gravité des symptômes s'amendait.

M. le docteur Calvy, premier médecin en chef de l'Hôtel-Dieu de Toulon, m'exprimait, il y a peu de jours, l'agréable surprise qu'il éprouva en revoyant un malade de Cannes auquel il avait donné des soins un an auparavant, et dont les deux poumons, envahis à leur sommet par une vaste caverne, et criblés ailleurs de tubercules en suppuration, n'avaient pu résister, pendant si longtemps, à cette désorganisation morbide que par suite de l'influence salutaire de notre climat. — Ce fait pathologique a d'autant plus de valeur à mes yeux, que, pour lui accorder une mention spéciale, mon honorable confrère de Toulon a dû le distinguer parmi ceux de même nature que lui offre la pratique d'un grand hôpital et d'une nombreuse clientèle, dans une ville placée, elle aussi, dans d'excellentes conditions climatériques.

M. le docteur Michel n'a pas perdu le souvenir de cette personne arrivée au troisième degré de la phthisie pulmonaire, qui, après avoir consulté à Paris M. Chomel et plusieurs sommités médicales, fut envoyé à Cannes, en quelque sorte pour y mourir dans un laps de temps qui ne devait pas excéder trois mois. La famille fut prévenue pour la préparer à ce douloureux événement. Quatre ans après, un membre de cette famille arriva auprès du malade et m'exprima avec bonheur son agréable surprise de le trouver rappelé à la vie, sinon à la santé.

M. le docteur Palmier, qui traite à Paris un grand nombre de malades d'après un système particulier, dont les toniques sont la base, pourrait dire combien il a obtenu de résultats favorables parmi les nombreux malades qu'il adresse à Cannes chaque année.

M. le docteur Amédée Latour, qui s'est occupé d'une manière spéciale, avec intelligence et succès, du traitement de la phthisie pulmonaire, s'est assuré des bons effets du climat de Cannes et a pu les constater sur des malades atteints de phthisie pulmonaire que j'ai eu l'avantage de lui présenter ; aussi il le recommande en première ligne aux phthisiques [1].

J'ai gardé à l'hôpital une religieuse avec des cavernes fort étendues pendant six ans. — J'ai en ce moment dans mon service au même hôpital un homme de vingt-huit ans, qui porte depuis trois ans des cavernes profondes dans le poumon droit, et, dans ces derniers temps, ses forces sont revenues au point de lui permettre de reprendre bientôt son travail habituel.

Je n'en finirais pas si je voulais rapporter toutes les observations médicales, suivies d'un heureux résultat, pendant plus de dix-neuf ans que j'exerce la médecine dans cette localité; j'ai conservé quelques centaines de consultations émanées de la plupart de nos célébrités médicales de l'Europe, et je suis surpris que leur pronostic soit à peu près invariablement aussi sombre dans tous les cas où la tuberculisation du poumon peut être seulement soupçonnée. Il est vrai que les climats du Nord sont essentiellement préjudiciables aux malades de cette catégorie. J'ai pu constater moi-même pendant mon séjour dans les hôpitaux de Paris combien cette maladie y faisait des progrès rapides. Mais les choses se passent tout autrement dans les contrées méridionales qui réunissent des conditions climatériques appropriées à ces accidents pathologiques, pour en prévenir sûrement le développement, en arrêter les progrès et même,

[1] Relativement aux changements de lieux pour les phthisiques, une première règle me guide : c'est de les expatrier le moins possible Nous avons en France quelques localités qui jouissent pendant l'hiver d'une température assez douce et assez uniforme, pour que les malades n'aient pas besoin de s'exposer aux fatigues de voyages lointains et aux ennuis de quitter le pays. Je mets par-dessus tout dans mes préférences le séjour de Cannes... Je ne mets pas en doute que, si les habitants de Cannes cherchaient, en construisant des maisons confortables, comme ils commencent à le faire, à attirer sous leur climat fortuné les malades qui, faute de logement et d'aisance, sont obligés d'aller ailleurs, cette station d'hiver ne devienne une des plus fréquentées de l'Europe. (Docteur Amédée LATOUR, *Traitement de la phthisie pulmonaire*, page 36. Publié à Paris, en 1857.)

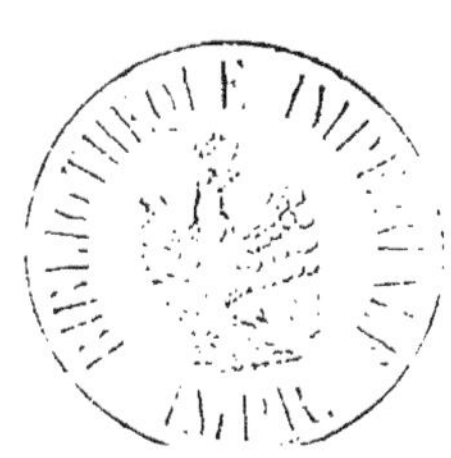

arrivés à la troisième période, pour en obtenir quelquefois la guérison.

J'avoue que, dans ces derniers cas, s'il est toujours possible de soulager les malades et de retarder la terminaison fatale d'un mal trop avancé dans son travail de désorganisation, il est malheureusement beaucoup plus rare de pouvoir en obtenir la guérison. Mais j'affirme aussi que cette guérison n'est pas impossible, que je compte plusieurs témoignages de cette consolante vérité dans ma pratique, et que, chaque année pendant mes voyages à Paris et dans le Nord, j'ai la satisfaction de voir bon nombre de mes anciens malades de Cannes qui vivent dans d'excellentes conditions de santé, avec des excavations pulmonaires cicatrisées.

Quant aux autres maladies indiquées plus haut, telles que l'anémie, le rachitisme, la chlorose, les scrofules, l'atonie organique, chez les cachectiques, les valétudinaires, chez toutes les personnes affaiblies par des maladies antérieures graves, par des travaux de l'esprit excessifs ou de violents chagrins, il est facile de comprendre combien elles peuvent être heureusement modifiées pendant la saison d'hiver par les conditions favorables et particulières de cette localité[1].

Il en est de même de cette grande classe de maladies nerveuses encore peu connues dans leur essence, qui, loin d'avoir pour origine un excès dans les forces, proviennent au contraire d'une cause opposée, que l'influence tonique et vivifiante de l'air de Cannes modifie d'une manière si prompte et si sûre; ajoutez à cela l'attrait du brillant paysage dont la ville est entourée, l'aspect de ces sites délicieux dont le pittoresque et la variété captivent la pensée et la distraient agréablement, par ce ravissant spectacle, du sujet de ses préoccupations habituelles ! Sous l'empire de ces impressions qui disposent favorablement la sensibilité, la force renaît, et le système nerveux, dont les altérations rendent l'existence si pénible, reprend ses fonctions normales et régulières.

[1] Le climat de Cannes est encore très-bon pour les personnes débiles, malingres, dont les indispositions n'ont pas de caractère fixe ou particulier, mais qui sont atteintes d'une atonie générale; plantes qui végètent dans nos contrées septentrionales, et se raniment aux doux et vivifiants rayons du soleil du Midi! Celles-là peuvent se contenter des bains d'air, et certes, ils ne manquent pas de charmes : un ciel d'azur, une douce brise, une atmosphère tiède et embaumée, une nature toujours fraîche, tels sont les éléments. L'équitation, la promenade, la facilité de prolonger les bains de mer bien avant dans l'automne (les Anglais se baignent tout l'hiver), la pêche, la navigation, complètent cet ensemble de thérapeutique amusante. (*Une Saison à Cannes*, page 21.)

IV

Dans les quelques considérations qui précèdent, j'ai eu surtout en vue l'influence qu'exerce le climat de Cannes sur l'organisation humaine pendant la saison que j'appellerais froide, si l'hiver ne passait presque inaperçu dans cette contrée : c'est celle qui commence à la fin du mois de septembre et finit en mai. A partir de cette dernière époque, d'autres ressources thérapeutiques viennent s'ajouter à celles que j'ai indiquées à grands traits : je veux parler des bains de mer et des bains de sable.

A une époque où il y a tant de personnes débilitées ou affaiblies, chez lesquelles un principe scrofuleux ou lymphatique prédomine, on comprend l'utilité des bains de mer et on s'explique pourquoi ils sont recommandés avec tant de persistance et suivis avec tant de succès ; mais doit-on, avec indifférence, négliger dans ces recommandations les milieux où s'exerce cet agent de curation ? Il est évident, par le peu de mots qui précèdent, que, l'air de Cannes étant essentiellement tonique, il ne peut qu'ajouter à cette même action que l'on a en vue de produire par les bains de mer.

Le fait capital qui domine dans l'action des bains de mer, c'est l'impression de froid que l'on y éprouve en s'y plongeant, et le résultat à en obtenir réside essentiellement dans la réaction qui doit s'ensuivre, ce qui est subordonné à l'âge, à l'état de maladie et de force plus ou moins grande. Il faut donc nécessairement que cette impression de froid soit en rapport avec la somme de forces vitales des individus, pour qu'elle puisse être suivie d'une réaction dans laquelle tous les organes trouveront une énergie nouvelle. Si cette réaction a de la peine à s'établir, les bains de mer peuvent être une source de fatigue, quelquefois même d'accidents morbides graves.

Les bains de mer agissent par leur température et par leur composition chimique. Pendant longtemps on avait cru, d'après les analyses chimiques, que les eaux de la Méditerraanée contenaient plus de matières salines que celles de l'Océan ; cependant, selon les expériences de Bouillon-Lagrange et Vogel, la différence serait dans une très-minime proportion en faveur de celle de l'Océan[1]. Quant à la température, il a été constaté que les eaux de la Méditerranée sont de 4 à 6 degrés centigrade plus élevées que dans l'Océan, et celles qui bordent le bassin de Cannes le sont de 6 à 8, ce qui s'explique par la concentration des rayons solaires sur les sables compactes et brillants qui en forment les bords et le fond; la mer est en outre si peu profonde sur nos côtes, que les baigneurs peuvent s'éloigner à plusieurs mètres du rivage avec de l'eau jusqu'à la ceinture.

Si à cette condition d'une température plus élevée de l'eau de la Méditerranée et du bassin de Cannes en particulier, l'on joint celle d'un climat si doux, si beau dans cette contrée, tandis qu'il est si variable et moins chaud sur les bords de l'Océan, on ne saurait trop préconiser les bains de Cannes aux personnes délicates ou fortement débilitées. Il est constant que, tandis que des personnes ont pu supporter à Cannes un bain de mer d'une durée de demi-heure, elles ne pouvaient y rester que quelques minutes dans l'Océan. Quand le bain n'a qu'une durée de quelques minutes, on ne peut s'attendre à une action quelconque sur l'économie de la composition chimique de ces eaux. L'absorption peut d'autant moins se faire, qu'il y a dans les premiers temps de l'immersion un état de concentration générale et de spasme qui s'oppose à ce que les vaisseaux absorbants puissent remplir leurs fonctions.

A Cannes, en raison de la température plus élevée de l'eau, pouvant permettre une immersion plus prolongée, et par des exercices multipliés auxquels on peut se livrer dans cette mer limpide, admirablement pourvue d'un sable fin et moelleux, sans crainte d'être entraîné par les courants, l'action chimique des bains de mer doit être plus forte et partant plus efficace.

[1] Analyse chimique de l'eau de mer d'après Bouillon-Lagrange et Vogel, sur 100 grammes :

EAU DE L'OCÉAN.	litres.		EAU DE LA MÉDITERRANÉE.	litres.	
Hydrochlorate de soude	25	10	Hydrochlorate de soude	25	10
id. de magnésie	3	50	id. de magnésie	5	25
Sulfate de magnésie	5	78	Sulfate de magnésie	6	25
Carbonate de chaux	5	78	Carbonate de chaux	»	15
id. de magnésie	»	20	id. de magnésie	»	15
Sulfate de chaux	»	15	Sulfate de chaux	»	15
id. de soude	»	12	id. de soude	»	14
	40	63		37	19

Quel que soit le mode d'action des bains de mer, il est reconnu qu'ils sont toniques, qu'ils augmentent la somme des forces radicales, et, sous cette influence, les divers appareils, les divers organes, acquièrent une vie nouvelle. Si les vieillards, les jeunes enfants ou les personnes trop fortement débilitées, au teint blafard et aux chairs flasques, ne peuvent profiter de leur puissante action, cela tient à ce que, la première impression des bains de mer étant dépressive, il faut un certain degré de force vitale pour faciliter la réaction bienfaisante sans laquelle les bains de mer deviennent dangereux. L'air de Cannes, par ses qualités toniques, facilite cette réaction salutaire, et, la température de cette eau se trouvant comparativement plus élevée, cette dépression des forces étant moins grande, les personnes de cette dernière catégorie pourront obtenir à Cannes des avantages de ce bain dont elles ne pourraient profiter ailleurs. — M. Frémy, conseiller d'État, chargé de l'inspection extraordinaire des départements du Midi, me disait, il y a quelque temps : « J'ai parcouru divers établissements de bains de mer de l'Océan et de la Méditerranée, et je n'ai pu obtenir nulle part les bons effets que me procurent ceux de Cannes. » Nulle part aussi il n'avait pu, avec la même facilité et autant d'avantages, s'immerger dans le sable brûlant, en sortant de la mer, pour faciliter cette réaction si utile et si indispensable. Les bains de sable ou d'insolation combinés avec une étonnante facilité, sur nos côtes, avec les bains de mer, permettent aux personnes dont la réaction ne pourrait se faire promptement après ces derniers de profiter de ce puissant agent thérapeutique.

V

Si les bains de sable ou d'insolation sont souvent le complément indispensable des bains de mer, pour en assurer les bons effets chez les personnes faibles ou trop débilitées, pris isolément, ils n'en sont pas moins un des plus énergiques modificateurs thérapeutiques. — Lorsqu'à partir du mois de juin jusqu'en septembre le soleil darde de ses rayons ardents le beau sable quartzeux et micacé qui borde la mer, la température s'élève souvent dans cette masse sablonneuse jusqu'à 50 ou 60 degrés centigrade. Si, en ce moment, on recouvre le corps de ce sable ainsi échauffé, après l'avoir convenablement préparé, un mouvement fluxionnaire s'opère vers la peau, accompagné d'une forte rubéfaction, bientôt suivie d'une transpiration des plus abondantes. Le sable agit dans ce cas, non-seulement en raison du calorique qui le pénètre, mais encore par l'eau de mer desséchée à sa surface dont il est saturé, et aussi par un certain développement d'électricité qui doit s'y produire. La vérité est, quoi qu'aient pu dire quelques auteurs, que ce même sable transporté à une certaine distance de la mer ne procure pas longtemps les mêmes bons effets qu'on en obtient sur le rivage.

De tous les temps les bains de sable ont été employés ; chez les Arabes, où les bains de toute sorte ont toujours été en grande faveur, on en obtenait de bons résultats : c'est en plongeant dans le sable échauffé par le soleil les jeunes garçons de douze ans, après leur avoir fait subir l'opération qui les préparait à la garde des sérails, qu'on rendait à cette opération quelquefois dangereuse la plus complète innocuité ; les heureux résultats qu'on en retire, surtout depuis ces derniers temps, semblent devoir leur assurer une application plus fréquente. On les emploie avec succès dans une foule d'affections chroniques contre lesquelles tant d'autres moyens avaient échoué : paralysies, douleurs rhumatismales articulaires ou musculaires, affections lymphatiques ou scrofuleuses. Ils agissent aussi contre divers engorgements, qu'ils ont pour but de dissoudre en facilitant la circulation ; ils opèrent à la fois comme toniques et dépuratifs.

Il est bien reconnu que ces bains ne provoquent jamais d'inflammation. Mais, comme tous les moyens thérapeutiques d'une certaine activité, ils comportent des soins particuliers et des précautions très-grandes pour prévenir des accidents sérieux. L'auteur d'une *Saison à Cannes*, qui leur doit le rétablissement d'une santé fortement compromise, ne manque pas de dire : « Il parait simple au premier abord de jeter une tente sur quelques pieux fortement assujettis, se faire couvrir de sable la partie malade ou le corps entier, rester dans cette position environ une heure, s'envelopper ensuite dans une couverture de laine et demeurer ainsi étendu sur un matelas, exposé au soleil jusqu'à ce que la transpiration s'arrête d'elle-même ; cela parait facile, et chacun croirait pouvoir se gouverner seul. C'est impossible et même dangereux. Une direction prudente et basée sur l'expérience est de toute utilité. Ce remède si efficace devient funeste et pernicieux s'il n'est employé dans les conditions voulues. »

Le même auteur, dont j'ai suivi le traitement avec le plus vif intérêt pendant tout son séjour à Cannes, complète ce sujet avec vérité, et, dans son style, d'une élégante simplicité, il dit : « La plage de Cannes, par son site et par son climat, est des plus favorables à ces insolations ; un chaud soleil, un sable fin qui laisse moins de passage à l'air extérieur et concentre mieux la transpiration ; l'étendue, la profondeur des bancs de sable ; le rivage qui, protégé d'un côté par un cap, de l'autre par une chaîne de montagne, se trouve à l'abri des vents les plus nuisibles à l'effet de ces insolations : tout concourt aux plus satisfaisant résultats. On n'a point à craindre les entraves continuelles du mistral, comme au Prado de Marseille, ni les dangers des sables mouvants de certaines localités de la rivière de Gênes. Nous ne saurions trop préconiser ce traitement, dont nous avons, en trois saisons différentes, chacune de trois mois, reconnu et expérimenté les bons effets. »

Les résultats obtenus par cette médication active, pratiquée dans d'aussi bonnes conditions, sont très-nombreux. L'auteur précité en donne quelques exemples, qui me sont particulièrement connus et auxquels je pourrais en ajouter une infinité d'autres non moins satisfaisants. — Le sien en est un bien remarquable : il arriva à Cannes pouvant à peine se soutenir sur ses jambes, à l'aide de deux béquilles, et cela après avoir épuisé toutes les ressources médicales les mieux entendues. La science ne lui faisait pas défaut, puisqu'il compte dans sa famille de nombreux médecins qui occupent un rang éminent à Paris. Depuis, je l'ai revu bien souvent à Paris, au milieu de cette famille respectable qui veut bien m'honorer de son amitié, dans des conditions de santé aussi satisfaisantes que possible, et, lorsqu'il se rend aux bals de l'hôtel de ville sous le bras de cet éminent professeur de la Faculté de médecine de Paris dont il parle dans son ouvrage et qui lui écrivait : *Ensablez-vous ! ensablez-vous !* ce n'est plus pour implorer sa science, mais pour le charmer par son esprit, tout en devenant un des membres les plus actifs et les plus gracieux de ces bals.

Je regrette de ne pouvoir donner à ce sujet si important tout le développement qu'il comporte, dans un moment surtout où la question de la circulation capillaire est appelée à jouer un si grand rôle en thérapeutique, par suite des beaux faits hydrothérapiques qui en dérivent. Sur cette question, comme sur celles non moins sérieuses qui précèdent, je me bornerai à ces considérations générales, étant obligé de me renfermer dans les étroites limites que m'impose la nature de l'ouvrage auquel est destinée cette simple notice. Je me réserve, d'ailleurs, d'utiliser bientôt les matériaux importants que m'ont valu près de vingt ans de pratique dans cette contrée.

TABLEAU SYNOPTIQUE DE MÉTÉOROLOGIE

DESTINÉ

A ÉCLAIRER SUR LE CHOIX DES LOCALITÉS LES PLUS SALUBRES

ET OU L'HARMONIE DE L'ATMOSPHÈRE EST MIEUX EN RAPPORT AVEC L'ÉCONOMIE VIVANTE [1].

NOMS des LOCALITÉS.	POSITION		TEMPÉRATURE MOYENNE (centigr.)					MAXIMUM de LA CHALEUR EN ÉTÉ	NOMBRE DES JOURS PLUVIEUX.	QUANTITÉ D'EAU TOMBÉE PAR ANNÉE exprimée en pouces anglais.
	LATITUDE.	LONGITUDE.	ANNUELLE.	HIVER.	PRINTEMPS.	ÉTÉ.	AUTOMNE.			
CANNES.	43 34	4 40	16 2	10 2	17 9	22 3	13 9	31 6	51	24 75
ROME.	41 53	10 7	15 8	7 7	16 3	24 »	14 6	36 2	147	28 »
PISE.	43 43	8 3	15 7	7 9	13 9	24 1	17 »			
DRESDE.	51 3	11 23	8 4	0 4	8 4	17 2	8 4			
PARIS.	48 50	» »	10 6	3 7	9 8	18 1	10 9	35 »	134	20 »
FRANCFORT. . . .	50 6	6 21	9 8	1 2	9 9	18 3	10 1			
MUNICH.	48 8	9 14	8 9	0 4	9 »	17 4	9 1			
MILAN.	45 28	6 50	12 8	2 1	13 »	22 7	13 2			
NICE.	43 41	4 56	15 5	9 3	17 6	23 1	13 »	31 2	55	25 92
VENISE.	45 25	9 59	13 7	3 3	12 6	22 8	13 3			
GÊNES.	44 24	6 34	15 5	8 3	13 9	23 4	16 5			
MADÈRE.	32 37	19 16	20 3	18 »	» »	22 5	» »	35 »	73	» »
PHILADELPHIE.	39 56	17 36	11 9	» 1	» »	23 3	» »	35 »	»	» »
FLORENCE.	43 46	8 55	15 3	6 8	14 7	24 »	15 7			
SIENNE.	43 19	8 59	13 4	5 2	12 »	21 7	14 »			
LA HAVANNE. .	23 10	84 33	25 6	21 8	» »	28 5	» »	44 »	»	100 »
St-PÉTERSBOURG	59 56	27 59	3 8	8 3	3 4	16 7	3 7	33 »	134	» »
NAPLES.	40 51	11 55	16 1	9 5	14 4	23 7	16 9			
PALERME.	38 8	11 2	17 2	11 4	15 »	23 5	19 »			
MALTE.	35 53	12 11	19 4	14 1	17 »	25 4	21 4			
CAIRE.	30 2	28 55	22 9	14 5	23 »	29 4	21 5			
LONDRES.	51 30	2 25	10 2	4 2	9 7	17 3	9 6	31 5	178	21 »

[1] Ces relevés, autre que celui de Cannes, qui est le résultat de mes observations personnelles pendant 14 ans, ont été puisés dans les publications de M. le docteur Naudot et de M. Roubaudi sur la variabilité de la température à Nice pendant l'année et les saisons.

FIN

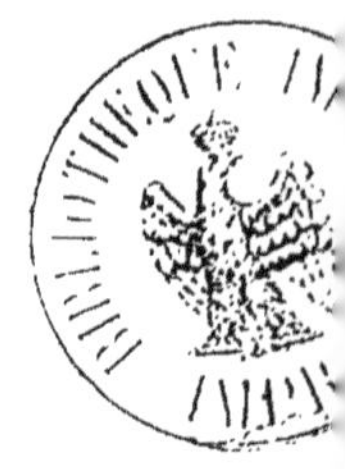

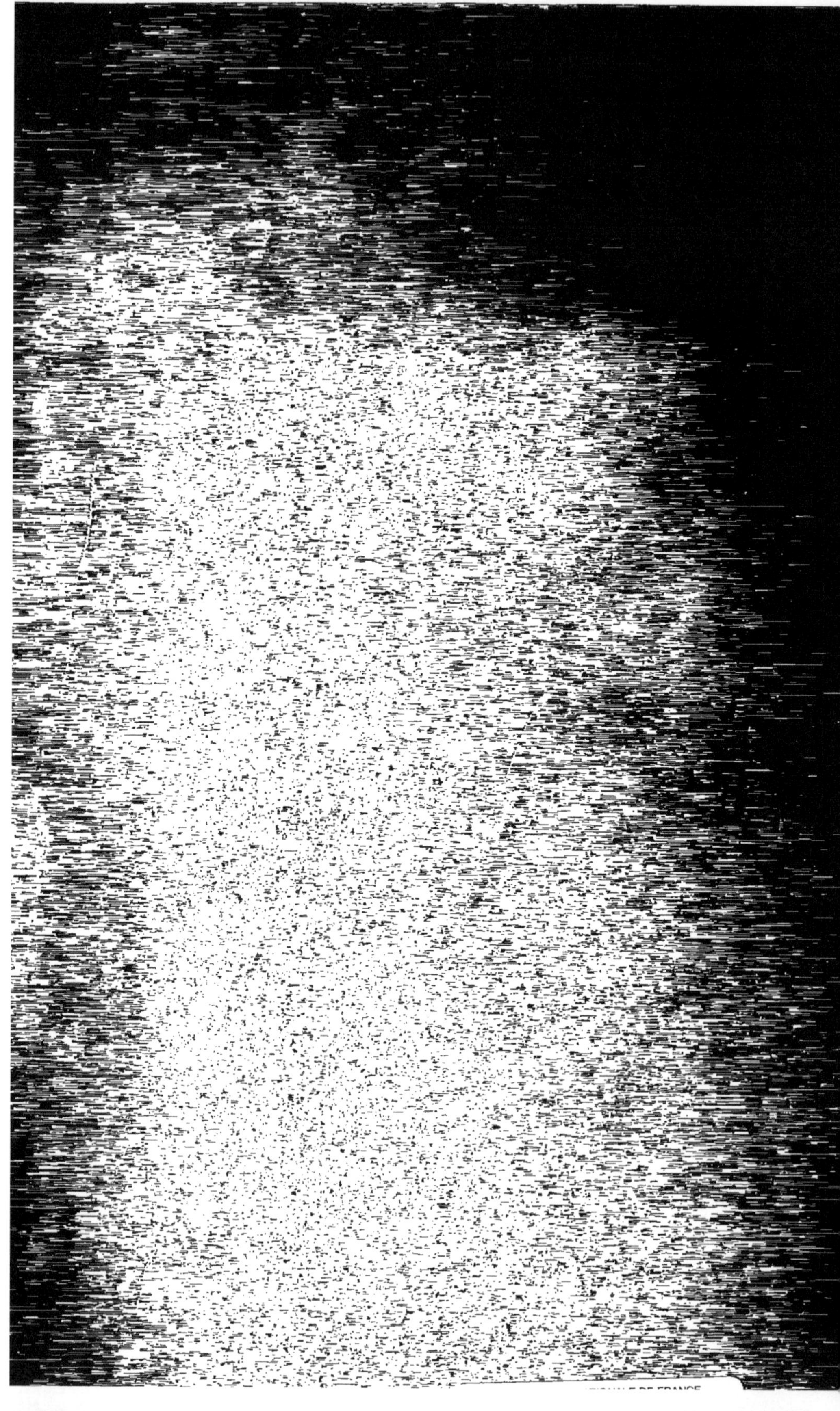

www.ingramcontent.com/pod-product-compliance
Ingram Content Group UK Ltd.
Pitfield, Milton Keynes, MK11 3LW, UK
UKHW021035200726
13857UKWH00004B/1734

9 782012 468160